RENSEIGNEMENTS

SUR LE

LAZARET DE MARSEILLE

ADRESSÉS

A L'ACADÉMIE NATIONALE DE MÉDECINE

PAR

UN DE SES CORRESPONDANTS

MARSEILLE

TYP. ET LITH. BARLATIER-FEISSAT PÈRE ET FILS

RUE VENTURE, 19

1875.

RENSEIGNEMENTS

SUR LE

LAZARET DE MARSEILLE

ADRESSÉS A L'ACADÉMIE NATIONALE DE MÉDECINE

En adressant à l'Académie nationale de Médecine quelques *renseignements sur le Lazaret de Marseille*, je n'ai eu qu'un but, un seul, celui d'éclairer la docte Compagnie sur l'état réel de cet établissement, tout en rendant justice au zèle que l'administration déploie pour que ce *lazaret* remplisse convenablement la mission qui lui est confiée.

Si en disant tout simplement la vérité, mes renseignements ont atteint, dit-on, les proportions d'un panégyrique, à l'exemple de feu M. Jourdain, je puis affirmer que j'aurai fait de la prose sans m'en douter.

Quoiqu'il en soit, puisque par un excès de courtoisie et de bienveillance, le rapporteur de la Commission, M. Le Roy de Méricourt, a jugé convenable de soumettre intégralement ma communication à l'appréciation de l'Académie, je me fais un devoir de reproduire mes renseignements dans le *Marseille Médical*, à qui incombe plus particulièrement de veiller sur tout ce qui intéresse, de près ou de loin, la *sûreté sanitaire* de nos régions méridionales.

SIRUS-PIRONDI.

RAPPORT

Présenté à l'Académie dans la séance du 23 mars 1875.

M. Le Roy de Méricourt : Dans le cours de la discussion qui a suivi la lecture du rapport de la commission à laquelle avait été adressée la deuxième partie du mémoire de M. le docteur Jaccoud, sur l'épidémie de typhus du paquebot la *Gironde*, notre honorable collègue, M. le professeur Chauffard, a porté à cette tribune diverses accusations sur l'aménagement et la tenue du lazaret de Marseille. Le blâme infligé à cet établissement par un homme de la valeur de M. Chauffard a produit une vive émotion, non-seulement parmi les fonctionnaires du service quarantenaire de Marseille, mais encore dans le conseil sanitaire de cette ville. Ce conseil a pour mission, vous le savez, d'exercer un contrôle supérieur sur l'application du système quarantenaire adopté en France.

L'un de ses membres, M. le docteur Sirus-Pirondi, correspondant de cette Académie, s'est fait l'interprète de cette émotion ; il a adressé successivement deux notes (la seconde n'étant que le résumé de la première), qui ont pour but de réfuter les accusations formulées par M. Chauffard. Ces notes ont été renvoyées par le bureau à la même commission qui avait été chargée d'apprécier le mémoire de M. Jaccoud. Cette commission a été d'avis qu'il y avait lieu de donner purement et simplement connaissance à l'Académie de la deuxième note de M. Sirus-Pirondi. Si l'Académie le veut bien, en qualité de rapporteur de la commission, je vais avoir l'honneur d'en donner lecture :

Marseille, le 23 Janvier 1875.

Messieurs,

Certaines questions d'hygiène publique sont très complexes et l'on a déjà dit qu'il faut les discuter avec d'autant plus de réserve et de modération que , fatalement . on ne peut les traiter à fond sans empiéter sur le domaine administratif.

Peut-être serait-il à souhaiter que toutes les communications faites à l'Académie sur des sujets de cette nature ne fussent livrées à la publicité qu'après avoir passé par la filière modératrice du comité secret. Mais puisque pareille clause n'est pas encore entrée dans le règlement académique , il faut accepter le mémoire de M. Jaccoud et le rapport très remarquable de la commission , avec toutes leurs conséquences.

En entendant assimiler le lazaret de Marseille à celui de Pauillac alors qu'on venait d'accumuler contre ce dernier les accusations les plus graves, j'ai éprouvé une émotion d'autant plus vive qu'aux termes d'un mandat officiel, dont nous ne négligeons pas d'acquitter les charges, nous avons le devoir, mes honorables collègues du conseil sanitaire et moi , d'intervenir activement dans la détermination des pratiques du régime quarantenaire et de surveiller l'application . le fonctionnement et les règles si diversifiées de ce régime. Des questions d'une solution délicate se présentent incessamment et les mesures à édicter entraîneraient souvent une responsabilité trop onéreuse pour chacun de nous, si elle n'était répartie entre les membres d'une assemblée dont une prévision élevée a recruté les éléments partout où des connaissances et des attributions spéciales peuvent aplanir de nombreuses difficultés.

Ce conseil sanitaire a déjà beaucoup trop à lutter contre des envahissements dangereux et qui peuvent finir un jour par rendre complètement illusoires les précautions sanitaires les plus indispensables. Or, si des hommes d'une grande et incontestable valeur , comme notre honorable collègue M. Chauffard, croient maintenant faire chose utile en jetant du haut de la tribune académique plus qu'un doute sur l'utilité des quarantaines d'observation et plus qu'un blâme sur l'installation de tous nos lazarets et en particulier sur celui de Marseille, je le dis à regret mais avec une entière conviction, autant vaut achever de suite ce superbe *progrès* à *reculons*, proposer la suppression immédiate des quarantaines, fermer les établissements où on les applique et abandonner à un hasard providentiel le soin de défendre nos côtes contre trois ennemis — peste, choléra et fièvre jaune — qui les menacent trop souvent et de plus près que ne le pensent ceux qui ne voient les choses que de loin.

Je n'ai certainement qu'à m'abstenir de toute appréciation des incidents survenus à Pauillac, qui se dérobent pleinement à ma compétence. Mais que l'Académie veuille bien permettre à qui s'honore d'être au nombre de ses correspondants, de relever l'erreur commise à l'égard de la situation du service sanitaire à Marseille.

Je dois cette rectification d'abord à l'Académie elle-même qui, en toutes occasions, montre son vif désir de parvenir à la connaissance de la vérité. Je me fais un devoir ensuite de dire hautement tout ce que l'établissement sanitaire de notre ville doit au savant médecin et à l'habile administrateur qui le dirige depuis vingt-quatre années et qui s'est acquis les titres les plus légitimes à la reconnaissance de toute la population. J'ai nommé M. Blache.

I

S'étendant sur une superficie de plus de 100 hectares, sans y comprendre le port quarantenaire du Frioul, dont le seul développement sur un plan de 16 hectares suffirait aux ambitions de plusieurs centres de commerce de premier ordre, le lazaret, isolé par la mer, à 4 kilomètres de la ville, est établi sur deux îles, reliées par une jetée, dont le pourtour est cerné par une succession de petites darses intérieures, de sinueuses excavations ou de profondes calanques.

13000 mètres carrés de toitures, la moitié recouvrant des pavillons élevés d'un étage, présentent un ensemble de surfaces couvertes et disjointes, pouvant à l'occasion abriter plusieurs milliers de personnes.

En 1856, lors de la rentrée de l'armée d'Orient, 713 malades, la plupart atteints de typhus, y furent hospitalisés et traités sous des hangars presque tous délaissés aujourd'hui et réservés aux seuls assainissements des cargaisons.

Les bâtiments principaux du lazaret sont alignés le long des deux côtés du port, sur une longueur d'un demi-kilomètre, de telle façon que ceux assignés aux marchandises font face au nord et ceux réservés aux logements des quarantenaires sont exposés au sud.

Les pavillons du côté nord, au nombre de cinq, de construction récente, sont élevés d'après un ordre d'architecture rappelant celui de l'hôpital maritime de Saint-Mandrier, à la différence, toutefois, d'une hauteur moindre d'un étage et de leur situation et orientation respectives. Ceux de l'hôpital Saint-Mandrier représentent deux ailes cernant un bâtiment central, tandis que ceux du Frioul se prolongent sur un même alignement.

Dans un vaste pavillon central à grande cour intérieure, sont aménagés sur divers fronts, de grandes salles pour les services suivants : pharmacie, fumigations, approvisionnements, lingerie, bagages, couvent des sœurs hospitalières, buanderie, bains intérieurs, cuisines, four à pain, bûcher, salles à manger, cantines.

Un quatrième pavillon est exclusivement assigné aux passagers de 1re classe. Le cinquième, aux abords d'une petite baie intérieure, est installé pour un service de bains de mer et prolongé par des siéges creusés dans les anfractuosités du roc sur le rivage attenant, pour baignades en plein air.

Un hôpital, celui de Pomègue, est situé à plus d'un kilomètre au sud du Frioul, le long d'une autre darse où les navires contaminés peuvent être assainis loin de ceux reçus au grand port.

Un second hôpital, celui de Ratonneau, construit en 1824, distant de plus d'un kilomètre au nord du Frioul, est plus spécialement affecté aux malades atteints de choléra ou de fièvre jaune. Ses ressources sont grandes. En l'absence de malades, parfois des convois de quarantenaires ont été isolés dans cet hôpital. Mais, hâtons-nous de le dire, si cet établissement est précieux pour l'isolement des femmes ou des quarantenaires voyageant en famille, la sévérité de sa construction nonobstant la supériorité architecturale de son style, les barrières multipliées dans son enceinte, l'éloignement du lazaret et du port rendent cette résidence moins agréable aux quarantenaires et depuis plusieurs années l'administration évite l'isolement sur ce point des passagers en convoi.

Présentement, le lazaret de Marseille, avec ses dispositions ordinaires, comprend 125 chambres, dont 85 à feu, pour passagers de 1re classe, logés séparément ou pour malades ; 7 dortoirs pour hommes, recevant 172 passagers de 2me classe ; 8 dortoirs contenant 120 lits pour femmes de 2me et de 3me classe. Le mobilier comprend 401 lits en fer garnis ; 400 hommes, passagers de 3me classe, peuvent être couchés sur des lits de camp garnis de demi-fournitures. Quatre cents places, en outre, sur lits de camp non garnis, peuvent être mises à la disposition des passagers de 3me classe arrivant souvent, en grand nombre, avec leurs fournitures de couchage, de pays où la laine surabonde. Ces fournitures employées la nuit, ventilées le jour, se prêtent ainsi à des épreuves rassurantes contre leur suspicion et à un assainissement plus direct.

17 citernes contenant 2.250.000 litres d'eau sont réparties sur les différents points habités.

II

Cependant le lazaret de Marseille, dit du Frioul, n'est construit qu'à moitié. Les projets et plans de la partie restant à édifier ont reçu la sanction de l'autorité supérieure. Par suite de son achèvement ce lazaret sera complété par 6 nouveaux édifices comprenant 128 chambres pour passagers de 1re classe et 28 dortoirs où seront logés 750 passagers de 3me.

2000 quarantenaires, dont 250 de 1re classe, 350 de 2me et 1400 de 3me pourront être logés dans le lazaret de Marseille après son achèvement. Par suite de ressources inhérentes à l'édifice, il est permis d'ajouter qu'en cas d'urgence, 1000 autres passagers pourraient sans encombrement être encore admis dans cet établissement (1).

Le capitaine, le médecin, l'aumônier du lazaret ont à visiter tous les jours les quarantenaires et à recevoir, chacun en ce qui le concerne, leurs communications. Pour compléter ces indications sur le régime intérieur, j'ai provoqué la note suivante de M. le docteur Magne, médecin du lazaret.

« A M. le professeur Pirondi, membre du Conseil sanitaire de Marseille.

« Au sujet d'une plainte portée devant l'Académie nationale de médecine de Paris contre la tenue des lazarets de Pauillac et de Marseille vous voulez bien provoquer, de ma part, une note sur le régime intérieur de ce dernier lazaret où je suis interné depuis quatre années, en qualité de médecin de l'établissement, dont la surveillance hygiénique m'est spécialement confiée.

« Docteur médecin de la Faculté de Paris, ancien membre du Conseil général de la Gironde et des Conseils d'arrondisse-

(1) Une taxe de 2 francs par jour est perçue au profit de l'État sur chaque quarantenaire occupant une chambre séparée. Cette taxe est de 50 centimes par jour pour les quarantenaires logés en dortoirs dans des lits complètement garnis. Les quarantenaires couchant sur des lits de camp pourvus de demi-fournitures sont affranchis de toute taxe.

25 centimes par jour sont dus aux gens de service, femmes ou hommes, chargés d'approprier les chambres et de faire les lits des voyageurs, à moins que ceux-ci ne préfèrent s'acquitter de ces soins.

Les tarifs de blanchissage sont affichés et établis sur des prix inférieurs à ceux de la ville.

Les quarantenaires sont libres de faire venir eux-mêmes leurs aliments de Marseille ou de se nourrir au moyen de leurs provisions de voyage. Le prix des repas est fixé pour la table d'hôte à 2 fr. 50 par déjeuner et à 3 francs par dîner, et pour la table dite ordinaire à 1 fr. 75 par repas. Des tarifs affichés indiquent le prix des consommations livrées à la carte et de celles faites dans les cantines. Tous ces prix sont au-dessous de ceux ordinaires perçus en ville.

ment et d'hygiène de Lesparre, ancien sous-préfet du même arrondissement, dans la circonscription duquel se trouve le lazaret de Pauillac, je pourrais émettre ici mes impressions avec quelque compétence au sujet de cet établissement. Mais n'ayant à vous faire part de mes appréciations qu'en ce qui se rapporte à la tenue et au régime du lazaret de Marseille, je déclare et affirme hautement que, chargé de veiller au bien-être hygiénique des quarantenaires, de m'assurer de la bonne qualité ainsi que de la suffisante quantité de leur nourriture et des conditions de leur logement, je me trouve journellement et presque constamment en rapport avec eux pour l'accomplissement des importantes fonctions qui me sont dévolues.

« Je ne cesse de réitérer mes inspections dans les chambres et salles affectées au logement des quarantenaires. J'assiste fréquemment à leurs repas pour provoquer les réclamations. et sans cesse les réponses restent négatives.

« Durant les conversations, les passagers reconnaissent que dans aucun lazaret, ils n'ont été traités aussi confortablement et à des prix aussi modérés. Ils se louent unanimement de la propreté des logements et des bons procédés des employés.

« Si quelque quarantenaire excentrique a formulé des plaintes sur ces divers points, je déclare n'en avoir pas eu connaissance, sous la réserve d'un seul sujet, l'insuffisance des chambres séparées assignées au logement des passagers de 1re classe. Dans les cas d'arrivages simultanés de plusieurs grands paquebots, ces chambres sont en nombre trop réduit pour suffire aux demandes.

« Les dortoirs des hommes, comme ceux des femmes, réunissent d'ailleurs les meilleures conditions hygiéniques. Ils sont aérés, bien installés, tenus dans une grande propreté, et les lits sont suffisamment espacés.

« J'affirme sur l'honneur, que tout ce que je viens de dire sur le Lazaret de Marseille est de la plus grande exactitude, comme il serait du reste facile de s'en assurer en y séjournant pendant une quarantaine.

« Je ne parlerai pas des critiques contre l'institution des lazarets, critiques qui constituent un passe-temps pour certains passagers et un adoucissement aux contrariétés qu'ils éprouvent d'être retardés dans leur arrivée.

« Voilà pour les bien portants.

« Quant aux malades, je puis affirmer que tous m'ont manifesté leur vive reconnaissance pour les soins qu'ils avaient reçus

« Il va sans dire que je n'ai jamais accepté un centime d'honoraires, je dis accepté, car maintes fois, des offres m'ont été faites avec la plus vive insistance.

« Je ne m'en fais pas un mérite, car je considérerais une pareille acceptation comme une concussion.

« Signé R. Magne.

« Lazaret du Frioul, le 12 janvier 1875. »

Les employés subalternes n'ont pas à s'abstenir de tentatives de spéculations auprès des quarantenaires, car toute fourniture ou vente dans le lazaret est réservée au seul restaurateur, et le recouvrement des droits sanitaires reste dans les attributions du Trésor.

La plupart des édifices du lazaret, largement espacés, sont éloignés l'un de l'autre par des distances variables, et de 40 mètres au minimum. Les différentes catégories de passagers sont séparées moins par des barrières ou des murs que par la distance. La vaste étendue des localités ouvertes aux passagers dérobe, en quelque sorte, leur présence, et celle d'un millier de quarantenaires au lazaret ne s'y décèle guère que sous l'aspect de quelques groupes, ne suffisant pas à couvrir les vides des esplanades ou des côteaux qui leur sont accessibles.

Néanmoins, les diversités de populations, d'âge, de sexes, de provenances, de races, de nationalités différentes, les aspirations variées de ces étranges rassemblements, l'hétérogénéité de leurs tendances respectives, les contraintes imposées par les isolements quarantenaires, la différence de traitement inhérente à chaque degré de l'échelle des suspicions , les pratiques comportées pour l'assainissement des effets et objets suspects de contamination ou réputés susceptibles , imposent une surveillance sans relâche pour prévenir ou déjouer des tentatives de nature à atteindre le bon ordre et le maintien des règles de service.

Il est facile de comprendre combien la régularité des mouvements et des opérations est complexe dans le lazaret, en se reportant à ces débarquements inopinés et immédiats de personnes et de cargaisons, à ces renouvellements alternatifs d'afflux de populations flottantes qui se succèdent journellement, à des périodes aussi courtes que celles de 3 à 5 jours. Si l'on tient compte des contrariétés morales ressenties par les voyageurs en présence des retards, de nouvelles épreuves et de déceptions subies au moment même où ils croyaient atteindre la réalisation de leurs vœux, on se rend aisément raison de la singularité de quelques incidents inhérents à de telles situations.

Du reste, si l'administration du lazaret est sans cesse en quête d'agrandissement et de ressources, celles-ci sont estimées sinon luxueuses, du moins surabondantes par les visiteurs. Dans le parcours de vastes esplanades, de longs quais mesurant plusieurs kilomètres, en face des bassins naturels qui s'enlacent avec ceux plus ou moins contigus dus aux munificences de l'art, à l'aspect de ces nivellements de terrains contrastant avec les hautes cimes des pics attenants ou longés par des inclinaisons adoucies de monticules entrecoupés de pittoresques vallons, en visitant de nombreuses constructions reflétant l'empreinte d'une civilisation avancée , que de fois les administrateurs, les médecins, les touristes étrangers, n'ont-ils pas manifesté leur surprise, de même que leurs regrets, de ne pas retrouver dans leur pays des ressources aussi grandioses.

La construction seule de la digue intérieure du port du Frioul a coûté 1.729.000 francs, et celle de l'hôpital Raton-

neau 638,000 francs. à des époques. 1824 et 1825, auxquelles
la valeur de ces travaux était relativement amoindrie.

Sur une largeur commune de 24 mètres, la longueur du
grand hangar, pour assainissement de marchandises, mesure
160 mètres, celle du moyen 90 mètres, celle du petit 30 mètres. Ces trois hangars sont clos, murés, carrelés, couverts et
largement aérables par de nombreuses fenêtres et autres ou-
vertures. Ils présentent 12 vastes salles, dans plusieurs des-
quelles, ai-je dit, ont été logés et traités en 1856, les typhi-
ques de l'armée d'Orient débarqués à Marseille.

III

Je n'ai pas à m'enquérir de la justification du régime
sanitaire imposé sur des parties du littoral de la France, autres que celles de la Méditerranée. Certainement, ce régime
ne saurait être uniforme pour les ports des différentes mers.
Mais à Marseille, les quarantaines d'observation *comportées
par le régime *brut* des patentes sont jugées pleinement justi-
fiables et, en maintes circonstances, après de mûres délibérations, de telles quarantaines ont paru devoir être aussi
rigoureusement appliquées. même à des provenances en pa-
tente *nette*.

Je pourrais citer ici bien des exemples pour justifier l'application, dans notre port, de la quarantaine d'observation, et
si j'hésite à le faire, c'est moins dans la crainte d'abuser de la
bienveillante attention de l'Académie, que pour ne pas ré-
veiller d'inutiles émotions.

Qu'on ne déduise pas de tels principes. qu'ils ont pour ré-
sultat d'éloigner de notre port les arrivages maritimes et de
préjudicier à la prospérité des intérêts commerciaux. La
preuve du contraire ressort clairement des obsessions des
capitaines des navires espagnols pour obtenir la faculté de
prolonger indûment leur quarantaine dans notre lazaret, de
même que des instantes démarches et réclamations des capi-

taines italiens pour être admis, moyennant aggravation du
régime sanitaire, à débarquer audit lazaret de Marseille des
passagers à destination d'Italie.

Je ne puis qu'effleurer ces questions. J'aurais pu, toutefois,
agrandir les données et éclairer plus amplement certaines
énonciations, si je n'eusse appréhendé de trop longs détails.
Je ne me permettrai, en finissant, qu'une seule réflexion : On
doit à l'appui éclairé de l'Académie et à l'heureuse impul-
sion du vénéré docteur Mêlier, l'organisation actuelle des
lazarets, sous la direction spéciale et la gestion du corps médical.

On doit à M. le docteur Fauvel, inspecteur général actuel
des services sanitaires, l'avantage d'avoir solidement orga-
nisé les conseils sanitaires, en bien délimitant leur interven-
tion administrative et en accordant à leurs délibérations la
prompte application que des circonstances graves exigent bien
souvent.

Grâce à ce double rouage et à la parfaite entente qui existe
entre le conseil supérieur d'hygiène, l'inspecteur général et
les administrations locales, les côtes de France et notamment
celles du Midi, ont pu éviter la dangereuse conséquence que
l'apparition de la fièvre jaune à Barcelone, celle de la peste
en Barbarie et la persistance du choléra en Orient, pouvaient
avoir pour notre pays. Que l'Académie veuille donc bien
soutenir ce qui, en définitive, est son œuvre et empêcher,
autant que possible que, sous prétexte de progrès, on se
trouve en présence d'une de ces calamités qu'on ne tenterait
alors d'éviter que lorsqu'il serait trop tard pour y parvenir
avec succès.